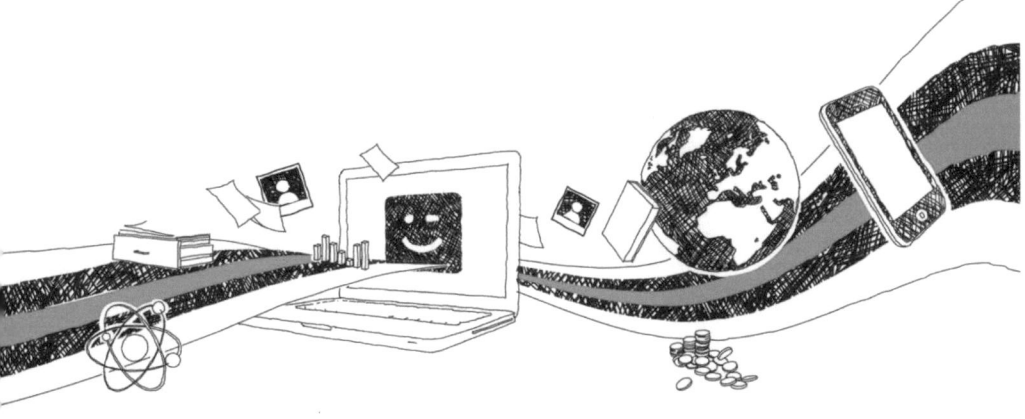
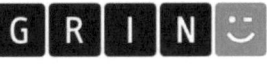

Sebastian Exner

Die Finanzierung der Gesetzlichen Krankenversicherung in der Zukunft: Lassen sich Bürgerversicherung und Gesundheitsprämien kombinieren?

GRIN Verlag

Bibliografische Information der Deutschen Nationalbibliothek:

Die Deutsche Bibliothek verzeichnet diese Publikation in der Deutschen National-
bibliografie; detaillierte bibliografische Daten sind im Internet über http://dnb.d-
nb.de/ abrufbar.

Impressum:

Copyright © 2004 GRIN Verlag GmbH
Druck und Bindung: Books on Demand GmbH, Norderstedt Germany
ISBN: 978-3-638-88878-3

Dieses Buch bei GRIN:

http://www.grin.com/de/e-book/49544/die-finanzierung-der-gesetzlichen-kranken-
versicherung-in-der-zukunft-lassen

GRIN - Your knowledge has value

Der GRIN Verlag publiziert seit 1998 wissenschaftliche Arbeiten von Studenten, Hochschullehrern und anderen Akademikern als eBook und gedrucktes Buch. Die Verlagswebsite www.grin.com ist die ideale Plattform zur Veröffentlichung von Hausarbeiten, Abschlussarbeiten, wissenschaftlichen Aufsätzen, Dissertationen und Fachbüchern.

Besuchen Sie uns im Internet:

http://www.grin.com/

http://www.facebook.com/grincom

http://www.twitter.com/grin_com

Hausarbeit

Die Finanzierung der Gesetzlichen Krankenversicherung in der Zukunft: Lassen sich Bürgerversicherung und Gesundheitsprämien kombinieren?

SRH Fernfachhochschule Riedlingen

Inhaltsverzeichnis

A   Die Finanzierung der Gesetzlichen Krankenversicherung

In der gesetzlichen Krankenversicherung in der Bundesrepublik Deutschland sind derzeit ca. 71 Millionen Menschen, also ungefähr 90% der Gesamtbevölkerung, versichert[1]. Gesetzliche Regelungen zu den Mitgliedern der GKV finden sich im SGB V. Ausgehend von einer Pflicht zur Versicherung in der GKV für Arbeiter, Angestellte Beschäftigte, Arbeitslose, Behinderte, Rentner und Studenten findet sich auch die Möglichkeit der Befreiung von der Versicherungspflicht für Personen, deren Jahreslohn die sog. Jahresarbeitsentgeltgrenze übersteigt. Nach den Absätzen 6 und 7 des § 6 SGB V liegt diese derzeit bei 42.300 EUR. Die GKV finanziert sich durch Beiträge. Diese bemessen sich prozentual am Arbeitslohn und sind jeweils zur Hälfte von Arbeitnehmer und Arbeitgeber zu zahlen. Der Beitrag orientiert sich also an der finanziellen Leistungsfähigkeit der jeweiligen Person. Wenigverdiener zahlen geringere Beiträge, gut verdienende Personen dafür mehr. Dies, verbunden mit der Tatsache, daß die Beiträge unabhängig von dem jeweiligen Gesundheitszustand des Versicherten erhoben werden, manifestiert das der GKV zu Grunde liegende Solidaritätsprinzip. Eine weitere Säule in der Organisation und Finanzierung der GKV ist das Sachleistungsprinzip. Es bedeutet, daß, unabhängig von den entstehenden Kosten, jeweils das medizinisch Notwendige für den jeweiligen Patienten geleistet wird. Das Gewähren der medizinischen Sachleistung erfolgt für den Patienten also ohne mit dem Leistungserbringer in eine ökonomische Beziehung treten zu müssen. Die Wirtschaftskraft der verschiedenen gesetzlichen Krankenkassen wird durch den Risikostrukturausgleich sichergestellt. Etwaige aus der Mitgliederstruktur resultierende Wettbewerbsvorteile sollen dadurch vermieden bzw. die Nachteile ausgeglichen werden.

---

[1] Vgl. Schüppel, Wassmann, Wertgen, 2005, S. 18ff

B   Aktuelle Probleme

Wie oben dargelegt, sind für die Finanzierung der GKV die sozialversicherungspflichtig Beschäftigten essentiell. Bedingt durch die steigende Arbeitslosigkeit, sinkt jedoch die deren Zahl. Betrug die Arbeitslosenquote im Jahre 1960 noch 1,3%, so ist sie, abgesehen von einem Rückgang in den Jahren 1985 (9,3%) bis 1990 (7,2%), kontinuierlich gestiegen. Im Jahre 2003 belief sich die Quote auf 11,6%[2]. Dies stellt die GKV vor erhebliche Finanzierungsprobleme.

Die demographischen Probleme der Finanzierung der sozialen Sicherungssysteme habe ich in einer früheren Hausarbeit[3] bereits herausgearbeitet: Wir stehen in Deutschland, zuletzt herausgearbeitet und dargestellt von der Bundesregierung[4] und dem statistischen Bundesamt[5] vor einer demographischen Entwicklung, die durch die im Folgenden aufgeführten Trends[6] massivste Auswirkungen auf unsere sozialen Sicherungssysteme haben.

Zum einen nimmt die Lebenserwartung der Menschen stetig zu. Infolgedessen sind Zahl aber auch der prozentuale Anteil älterer Menschen an der Gesellschaft im Wachsen begriffen. Zum anderen reicht die Zahl der Neugeborenen seit über 25 Jahren nicht mehr aus, um die Gesamtzahl der Bevölkerung ausgeglichen zu halten. Diese Tendenz wird sich in den nächsten Jahren noch verstärken, da durch den Rückgang der Bevölkerung auch weniger Potentielle Mütter vorhanden sind. Weiterhin ist zu berücksichtigen, daß das eben beschriebene Bevölkerungsdefizit in der Vergangenheit nicht durch Zuwanderung ausgeglichen werden konnte.

In einer Vorausberechnung zur Bevölkerungsentwicklung in Deutschland zum Jahr 2050 geht das statistische Bundesamt davon aus, daß die Geburtenrate unverändert bei durchschnittlich 1,4 Geburten pro Frau bleiben wird. Die Bevölkerungszahl in Deutschland wird dieser Berechnung nach bis zum Jahre 2050 um 8 Millionen auf circa 75 Millionen Einwohner sinken. Zusammenfassend kommt das statistische Bundesamt in seinen Berechnungen zu dem Schluß, daß sich die Zahl der über Achtzigjährigen in Deutschland von derzeit 3,2 Millionen (4%) auf ungefähr 9 Millionen (12%) erhöhen

---

[2] Vgl. BMGS, 2004, S. 2.10
[3] Vgl. Exner, 2005
[4] Vgl. Schlußbericht der „Enquete-Kommission Demographischer Wandel unserer älter werdenden Gesellschaft an den Einzelnen und die Politik"
[5] Vgl. Statistisches Bundesamt 2003
[6] Vgl. Runde et al.: Studienbrief „Grundlagen der sozialen Sicherung", 2005, S.119

wird. Sie wird sich also verdreifachen. Dies hat erhebliche Auswirkungen auf das Verhältnis von Leistungsempfängern zu Beitragszahlern. Es müssen, vereinfacht ausgedrückt, immer weniger Beitragszahler für immer mehr Leistungsempfänger aufkommen.

Sowohl in der gesetzlichen Krankenversicherung als auch in der Pflegeversicherung nimmt damit die Zahl derjenigen zu, die im Vergleich zum durchschnitt einen erhöhten Leistungsbedarf haben. Die steigende Lebenserwartung führt zudem zu einem zeitlich längeren Bezug von Leistungen. Die oben beschriebene Problematik und deren Auswirkungen auf die Finanzierung der GKV waren Gegenstand der Beratung zweier Kommissionen. Zum einen die sog. Rürup-Kommission[7] (Kommission für die Nachhaltigkeit der Finanzierung der Sozialen Sicherungssysteme), zum anderen die „Kommission Soziale Sicherheit"[8] unter der Leitung von Bundespräsident a.D. Dr. Roman Herzog.

---

[7] Vgl. Kommission für d. Nachhaltigkeit in d. Finanzierung d. Soz. Sicherungssysteme, 2003, S. 12 ff
[8] Vgl. Kommission „Soziale Sicherheit", 2003

C   Die Bürgerversicherung

Die Rürup-Kommission macht unter der Grundbedingungen der Gewährleistung der medizinisch notwendigen Versorgung für alle, der Versicherungspflicht, dem morbiditätsorientierten Risikostrukturausgleich und dem Ausgleich zwischen Versicherten mit Kindern und Kinderlosen, zwei Vorschläge zur Reform der GKV-Finanzierung. Einer ist die Einführung der Bürgerversicherung. Dieser sieht vor, die Pflicht zur Versicherung in der gesetzlichen Krankenversicherung massiv auszudehnen, um sie dadurch zur Krankenversicherung für nahezu die gesamte Bevölkerung zu machen. Unter Berücksichtigung der wirtschaftlichen Leistungsfähigkeit soll eine soziale Umverteilung hier innerhalb des Krankenkassensystems erfolgen. Dies bedeutet, daß eine Finanzierung unter Zuhilfenahme anderer Quellen, wie z.B. andere Steuerpositionen des Haushaltes, bewußt nicht vorgesehen ist. Die Versicherungspflichtgrenze soll nach den Vorstellungen der Kommission abgeschafft werden. Für die Beitragsbemessungsgrenze ist eine Erhöhung auf 5.100 EUR vorgesehen. Die paritätische Finanzierung, also die Zahlung der Beiträge jeweils hälftig für Arbeitgeber und Arbeitnehmer soll bestehen bleiben. Durch die massive Ausdehnung der Grundlagen zur Versicherung in der GKV wird, wie oben beschrieben, deren Mitgliederzahl zu Lasten der PKV logischerweise stark ansteigen. Die PKV soll aber erhalten bleiben und Zusatzversicherungen anbieten, die über die Grundversorgung an Leistungen durch die GKV hinausgehen. Über eine kurzfristige Entlastung von Haushalten mit einem Bruttojahreseinkommen unter 40.000 EUR von 0,2% soll langfristig eine Entlastung von 0,5% ihres Haushaltseinkommens erreicht werden.

Eine Bindung der Finanzierung an die Arbeitslöhne bleibt hier also abschließend erhalten. Dies wird auch von der Kommission als Problem gesehen.

D   Das Modell der Gesundheitsprämien

Ein anderer Vorschlag der Rürup-Kommission als Alternative ist das Modell der Gesundheitsprämien. Hier wird, im Gegensatz zur Bürgerversicherung, vom Äquivalenzprinzip ausgehend eine Abkoppelung der Beiträge zur GKV von den Arbeitskosten vorgeschlagen. Ausgehend von bestimmten Pauschalen, soll die notwendige Umfinanzierung durch das staatliche Steuer- und Transfersystem erfolgen. Wie der Begriff der Pauschale bereits festlegt, gilt hier also für alle Versicherten dieselbe Prämie. Geringverdiener sollen dann Prämienzuschüsse erhalten, die steuerfinanziert werden. Im Gegensatz zur Bürgerversicherung soll hier die PKV komplett als kapitalgedeckte Krankenversicherung erhalten bleiben. Die Rürup-Kommission macht aber keine genauen Angaben, aus welchen Steuern die Gegenfinanzierung organisiert werden soll. In Modellrechnungen wird von einem mit der Bürgerversicherung vergleichbaren Zielerfolg, nämlich einer Entlastung von kurzfristig 3% (Haushaltseinkommen bis 40.000 EUR) bis zu langfristig 0,5% ausgegangen. Im Gegensatz zur Bürgerversicherung wird beim Modell der Gesundheitsprämien die Bindung der Finanzierung an die Arbeitslöhne gelöst. Dies wird ersetzt durch eine Bindung der Finanzierung an die allgemeine wirtschaftliche Entwicklung und die der öffentlichen Haushalte, bedingt durch die Notwendigkeit der Prämienzuschüsse.

Abschließend sieht die Kommission die Vorteile der Bürgerversicherung eher auf dem Gebiet des sozialen Ausgleichs, also der Distribution, wohingegen die Vorteile des Modells der Gesundheitsprämie eher auf dem Gebiet der Wachstums- und Beschäftigungseffekte, also der Allokation, gesehen wird.

Die Herzog-Kommission schlägt ein sog. „Solidarisches Gesundheitsprämien-Modell" vor. Dies ist an das Modell der Gesundheitsprämien nach Rürup angelehnt, unterscheidet sich aber in einigen Punkten. Unter der Grundlage einer maximalen Prämie von 109 EUR pro Mitglied soll jedes Mitglied 7% des Einkommens bis zur eben genannten Maximalgrenze als GKV-Beitrag zahlen. Im Gegensatz zur Rürup zahlen hier also Versicherte mit geringen Einkommen auch geringe Beiträge, Versicherte mit hohen Einkommen dann entsprechend höhere Beiträge bis zur Maximalgrenze von 109 EUR. Die Differenz zwischen persönlicher Prämie und der Maximalprämie (109 EUR) soll aus Steuermitteln den Krankenkassen zufließen. Eine Abkoppelung von den demographischen Problemen der Beitragsfinanzierung soll hier dadurch erfolgen, daß die bisher paritätischen Arbeitgeberanteile auf pauschal 6,5% des beitragspflichtigen Einkommens festgesetzt werden soll. Eine Kindermitversicherung ist vorgesehen, ebenso die Stärkung des Wettbewerbs.

E Kombinationsansätze

In den Niederlanden findet sich ein Beispiel[9] der Kombination der zwei primär divergenten Modelle. Prämisse des niederländischen Modells ist eine grundsätzliche Versicherungspflicht für alle Einwohner. Die Trennung zwischen GKV auf der einen und PKV auf der anderen Seite wird aufgehoben. Die derzeitigen privaten Versicherungen können so bestehen bleiben, die bisherigen gesetzlichen können sich umwandeln. Dieser neue Ansatz ist weder im Modell der Bürgerversicherung, noch dem der Gesundheitsprämien enthalten. Bei der Bürgerversicherung soll die PKV über das Grundleistungspaket der GKV hinausgehende Zusatzleistungen versichern, beim Modell der Gesundheitsprämien soll die PKV wie bisher nur unter stärkerem Wettbewerb bestehen. Auch im niederländischen Modell ist den neuen Versicherungen ein Standardpaket mit vorgeschriebenen, medizinisch notwendigen Leistungen vorgegeben. Es besteht die Möglichkeit für Versicherte, gewünschte Zusatzleistungen hinzuzukaufen. Dies würde also dem Grundsatz der Umwandlung der bisherigen PKV in reine Zusatzversicherer nach dem Modell der Bürgerversicherung entsprechen. Das Prinzip der Stärkung des Wettbewerbs, gefordert von der Herzog-Kommission bei Ihrem Modell der Gesundheitsprämie, findet sich auch im niederländischen Modell. Im niederländischen Modell wird die Wirtschaftlichkeit durch die Möglichkeit einer Eigenbeteiligung gefördert. Dies fördert auch den bewußten Umgang mit der Ressource Gesundheitskosten, da dadurch beispielsweise das in Deutschland verbreitete Ärztehopping durch finanzielle Anreize bei kostenbewußtem Umgang verhindert wird. Wie in beiden deutschen Modellen, findet sich auch in den Niederlanden der sog. Kontrahierungszwang, also die Pflicht für die Kassen, jeden Patienten aufzunehmen. Dies ist bisher in Deutschland nur bei der GKV der Fall. Die Finanzierung erfolgt im niederländischen Modell durch einen Pauschalbetrag in Kombination mit einem einkommensabhängigen Beitrag, also einer Mischung aus Bürgerversicherung und

---

[9] Hamilton, 2005, S. 568 ff.

7

Gesundheitsprämie. Der einkommensabhängige Beitrag wird im niederländischen Modell von den Arbeitgebern den Arbeitnehmern erstattet. Die Bindung der Finanzierung der Krankenversicherung an die Arbeitskosten bleibt hier also, vergleichbar mit dem Modell der Bürgerversicherung erhalten, wohingegen durch den Pauschalbetrag, verbunden mit einem stattlichen Gesundheitszuschuß, die Bindung der Kosten an das staatliche Steuertransfersystem gegeben ist. Hier wird also beiden Grundsätzen, sowohl der Distribution als auch der Allokation, Rechnung getragen. Auch eine Beitragsrückerstattung ist vorgesehen, was die Anreize zum wirtschaftlichen Umgang erhöht.

Zusammenfassend handelt es sich beim niederländischen Modell um eine Kombination der Anteile der Bürgerversicherung und denen der Gesundheitsprämie unter der radikalen Prämisse des Aufbrechens der bisherigen Strukturen, bestehend aus GKV und PKV.

Dies zeigt, daß eine radikale Mischung der primär divergenten Modelle nur unter radikalen Umbrüchen und Aufbrechen der bisherigen Strukturen, wie im niederländischen Falle die Gleichschaltung von PKV und GKV, möglich ist. Auch in Deutschland wäre dies m.E. zu erwägen, insbesondere vor dem Hintergrund der derzeitigen politischen Konstellation der großen Koalition. Hier ergibt sich die Chance, die Vorteile beider Modelle, das von der SPD favorisierte Modell der Bürgerversicherung mit denen des CDU-Modells der Gesundheitsprämie (vgl. Herzog Kommission) zu kombinieren und diese Kombination auch politisch durchzusetzen.

G   Literaturverzeichnis

Bundesministerium für Gesundheit und soziale Sicherung: „Statistisches Taschenbuch 2004", Bonn 2004

Enquete-Kommission Demograph. Wandel: „Enquete-Kommission Demographischer Wandel unserer älter werdenden Gesellschaft an den Einzelnen und die Politik"

Exner, Sebastian: „Positive und negative Wirkungen des DRG-Fallgruppensystems", Grin Verlag 2005, URL: www.wissen24.de/vorschau/42258.html

Hamilton, G.J.: „Die Niederlande reformieren ihre Krankenversicherung", in „Führen und Wirtschaften im Gesundheitswesen", Nr. 6/2005, S. 568ff

Kommission für die Nachhaltigkeit in der Finanzierung der sozialen Sicherungssysteme: „Kurzfassung", in: Runde, Alfons: „Aktuelle Entwicklungen im Gesundheits- und Sozialwesen", Riedlingen 2005

Kommission „Soziale Sicherheit": „Reform der gesetzlichen Krankenversicherung – Solidarisches Gesundheitsprämien-Modell", in: Runde, Alfons: „Aktuelle Entwicklungen im Gesundheits- und Sozialwesen", Riedlingen 2005

Runde et al.: „Studienbrief „Grundlagen der sozialen Sicherung", Riedlingen 2005

Schüppel, Reinhart; Wassmann, Herbert, Wertgen, Thomas: "Ökonomische Grundlagen des Gesundheits- und Sozialwesens", Riedlingen 2005

Statistisches Bundesamt: „Jahrbuch Gesundheit 2003"